心脏病科普 100 问

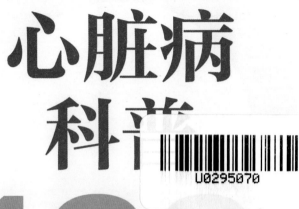

主编 王勇 陈晓敏

ZHEJIANG UNIVERSITY PRESS
浙江大学出版社
·杭州·

图书在版编目（CIP）数据

心脏病科普100问 / 王勇，陈晓敏主编. — 杭州：
浙江大学出版社，2023.6（2024.8重印）
ISBN 978-7-308-21933-4

Ⅰ. ①心… Ⅱ. ①王… ②陈… Ⅲ. ①心脏病—
防治—问题解答 Ⅳ. ①R541-44

中国国家版本馆CIP数据核字(2023)第046572号

心脏病科普100问
XINZANGBING KEPU 100 WEN

王 勇　陈晓敏　主编

策划编辑	柯华杰
责任编辑	秦　瑕
责任校对	徐　霞
封面设计	林智广告
插　　画	郭金鑫
稿件统筹	赵　钰
出版发行	浙江大学出版社
	（杭州市天目山路148号　邮政编码　310007）
	（网址：http://www.zjupress.com）
排　　版	杭州林智广告有限公司
印　　刷	杭州捷派印务有限公司
开　　本	889mm×1194mm　1/32
印　　张	3.625
字　　数	53千
版 印 次	2023年6月第1版　2024年8月第4次印刷
书　　号	ISBN 978-7-308-21933-4
定　　价	25.00元

总　序

疾病，自古以来就是人类无法绕过的话题，它与人类相伴相随，一直影响着人类社会和人类文明。随着科技的飞速进步及社会的不断发展，人类在与疾病的斗争中不断取得胜利，人类对于自身的健康有了越来越多的主动权。特别是近年来，随着国民健康意识的不断提升，越来越多的人关注健康问题，追求"主动健康"。国家也在以前所未有的力度推进"健康中国"建设，倡导健康促进理念，深入实施"将健康融入所有政策"。2019 年 7 月，国务院启动"健康中国行动（2019—2030 年）"，部署了 15 个专项行动，其中第 1 项就是"健康知识普及行动"，这也凸显了国家对健康知识普及工作的重视。

健康科普是医务工作者的责任，也是医务工作者的义务。人们常说，"医者，有时是治愈，常常是帮助，总是去安慰"。作为医生，我们在临床工作中，发现许多患者朋友有共同的问题或困惑，如果我们能够提前做好科普，答疑解惑，后续的治疗就能事半功倍。通过科普书籍传递健康知识，打破大众的医学认知壁

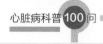

垒，能为未病者带去安慰，增强健康知识储备；为已病者提供帮助，使其做一个知情的患者；给久病者以良方，助其与医生共同对付难缠的疾病。这就是编写本丛书的初衷，也是编写本丛书的目的。

都说医生难，其实大部分没有医学知识的普通民众更难。面对庞杂的医疗信息，面对各地不均衡的医疗水平，面对复杂的疾病，一方面要做自己健康的第一责任人，另一方面还要时刻关注家人的身心健康。我作为医生同时又是医院管理者，也一直在思考能为广大民众做点什么，以期既能够治愈来医院就诊的患者，又能为出于这样或那样的原因不能来医院面诊的患者解决问题。

这套科普丛书，就可以解决这个问题。它以医学知识普及为目的，从医生的专业角度，为患者梳理了常见疾病预防治疗的建议。丛书共 15 册，涵盖了情绪管理、居家护理、肥胖、睡眠、糖尿病、肾脏病、糖尿病肾脏病、口腔健康、呼吸系统疾病、骨质疏松、脑卒中、心脏病、高血压、女性卵巢保护、前列腺疾病 15 个主题。每册包含 100 个常见问题（个别分册包含 100 多个常见问题），全书以一问一答的形式，分享与疾病相关的健康知识。丛书的编者都拥有丰富的临床经验，是各科室和学科专业的骨干。丛书分享的知识点都是来源于一线医务工作者在疾病管理中的实践经验，针对性强。通过阅读，你可以快速而有针对性地找到自己关心的问题，并获得解决问题的办法，从而解除健康困扰。你也可以从别人的问题中受到些许启发，从而在守卫健康的过程中少走一些弯路，多做一些科学的、合理的选择，养成良好的健康生活方式。因此，特撰文以推荐，希望我们这个庞大的医生朋友团队用科普的力量，在促进健康的道路上与你一路同行。

　　未病早预防，有病遇良方，愿大家都能永葆健康！

2023 年 3 月

前 言

"没有全民健康，就没有全面小康"。《"健康中国 2030"规划纲要》明确提出了健康中国建设的目标和任务。其中，普及健康生活、加强健康教育、塑造自主自律的健康行为，是摆在我们医务工作者面前的一项迫切任务。

随着医学及相关学科的不断发展，新的诊疗技术和方法手段层出不穷，解决了许多以往无法克服的难题，为患者和医生提供了更多的选择。但是，疾病的治愈，不仅需要医者的仁心仁术，也离不开患者对疾病的正确认识和治疗的理解配合。

为公众提供可靠、精简且可读性强的心血管疾病科普知识，是我们的责任和使命所在。以此为念，我们组织科内医护人员编写了《心脏病科普 100 问》一书。本书遵循最新循证医学证据和相关指南，力求回答近年来公众迫切需要了解的、心血管疾病的相关问题，临床实用性强。

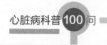

　　希望《心脏病科普 100 问》的出版，既可以更新患者的科普知识及指导其就医行为，又能够为健康人群普及心血管疾病的科学预防理念，这也是我们编写此书的主要目的。由于经验有限，本书内容上难免存在不足之处，还望广大读者谅解。

　　　　　　　　　　　　　　　　　　编　者

目　录

CONTENTS

三 心律失常

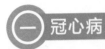

❓ 1 冠心病是不是就是心脏病？

大众常说的"心脏病"并不是一个具体的病。心脏病包含了很多不同的心脏疾病，如高血压性心脏病、风湿性心脏病、肺源性心脏病、冠状动脉粥样硬化性心脏病、心律失常、心肌病，等等。每一种心脏病的病因、机理、表现都不尽相同。冠状动脉粥样硬化性心脏病简称冠心病，是心脏病的一种。心脏及冠状动脉如图 1 所示。

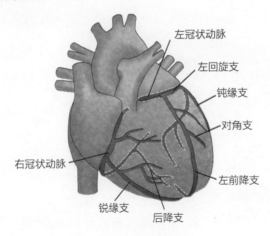

图 1　心脏及冠状动脉

2 什么是冠心病?

冠心病是一种冠状动脉功能性改变或器质性改变引起冠状动脉血流和心肌需求之间不平衡而导致的心肌损害,亦称缺血性心脏病。其冠状动脉功能性改变多系粥样斑块沿血管内壁堆积所致,这一过程称为动脉粥样硬化。动脉粥样硬化发展到一定程度,冠状动脉狭窄逐渐加重,限制流入心肌的血流,引起心脏缺血,可表现为心绞痛、心肌梗死、心力衰竭和心源性猝死等。

3 哪些人易患冠心病?

(1)年龄:本病多见于40岁及以上人群,动脉粥样硬化的发生可始于儿童,而冠心病的发病率随着年龄增加而增加。随着人们生活方式的改变及生活水平的提高,冠心病的发生有年轻化的趋势。

(2)性别:男性较多见,男女患病率之比约为2∶1。因为雌激素有抗动脉粥样硬化作用,所以女性在绝经期后发病率迅速增加。

(3)家族史:有冠心病、糖尿病、高血压、高脂血症家族史者，冠心病的患病率增加。

（4）个体类型：A型性格者（争强好胜、竞争性强）有较高的冠心病患病率。精神过度紧张者也易患病，这可能与体内儿茶酚胺类物质浓度长期过高有关。

（5）吸烟：冠心病的重要危险因素。吸烟者冠心病的患病率比不吸烟者高5倍，且与吸烟量成正比。吸烟者血液中含一氧化碳的血红蛋白增多，烟草中的尼古丁可收缩血管，以致动脉壁缺氧而造成动脉损伤。被动吸烟危害等同于吸烟者。

（6）高血压：冠心病的重要危险因素。高血压患者患冠心病的风险是血压正常者的4倍。冠心病患者中60%～70%患有高血压。动脉压升高时的切应力和侧壁力改变易造成血管内膜损伤，同时血压升高促使血浆脂质渗入血管内膜细胞，引起血小板聚积和平滑肌细胞增生，发生动脉粥样硬化。

（7）高脂血症：高胆固醇血症是冠心病的重要危险因素。高胆固醇血症者较血脂正常者患冠心病的危险性增加5倍。近年的研究表明，高甘油三酯血症也是冠心病的独立危险因素。最近的研究发现，血清

α－脂蛋白也是冠心病的独立危险因素。高密度脂蛋白对冠心病有保护作用。

（8）糖尿病：冠心病的重要危险因素。糖尿病患者发生冠心病的危险性比血糖正常者高2倍；女性糖尿病患者发生冠心病的危险性比男性患者高3倍且易发生心力衰竭。高血糖时，血中糖基化的低密度脂蛋白升高，使经低密度脂蛋白受体途径的降解代谢受抑制；同时，高血糖也使血管内膜受损，加之糖尿病常伴脂质代谢异常，故糖尿病患者易患冠心病。

 4 冠心病有哪些表现？

典型的症状为劳力型心绞痛，当活动或情绪激动时出现胸骨后或心前区压榨性疼痛，部分患者向左肩部或（和）左上臂部放射，一般持续5～10分钟，休息或含服硝酸甘油等药物可缓解。部分伴有胸闷或以胸闷为主，严重者疼痛较剧烈，持续时间延长，休息或睡眠时也可以发作。具体可有以下几种表现（图2）。

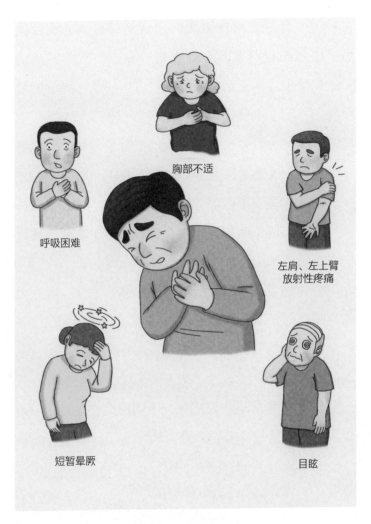

图 2　冠心病表现

（1）劳累或精神紧张时出现胸骨后或心前区闷痛，或紧缩样疼痛，并向左肩、左上臂放射，持续3～5分钟，休息后自行缓解。这可能是稳定型心绞痛。

（2）体力活动时出现胸闷、心悸、气短，休息时自行缓解。这也是稳定型心绞痛的症状。

（3）饱餐、寒冷时出现胸痛、心悸。

（4）夜晚睡眠枕头低时会感到胸闷，需要高枕卧位方感舒适。

（5）睡觉或白天平卧时突然胸痛、心悸、呼吸困难，需立即坐起或站立方能缓解。

（6）用力排便或性生活过程中用力时出现心慌、胸闷、气急或胸痛不适。

（7）反复出现脉搏不齐，不明原因心跳过速或过缓，尤其是目眩、短暂晕厥。

5 冠心病必须做心电图吗？

心电图是冠心病诊断中最早、最常用和最基本的诊断方法。与其他诊断方法相比，心电图使用方便、易于普及，当患者病情变化时便可及时捕捉其变化情况，并能连续动态观察和进行各种负荷试验，诊断敏感性提高。无论是心绞痛还是心肌梗死，都有其典型的心电图变化，对心律失常的诊断更有其临床价值。

但是心电图检查对冠心病的诊断并不是一个特别敏感的方法。冠心病在非发病时期，其心电图检出率仅为 30%～50%，有 50% 以上的患者心电图表现正常。另外，心脏及冠状动脉均有较大的代偿能力，在休息和平静状态时有时不易检出异常，往往需要通过增加心脏负荷的运动试验才能发现心电图的真正改变。

因此，单凭一份心电图检查结果不能对冠心病做出明确的评价。即使心电图有缺血性改变，也不能轻易做出冠心病的诊断。有许多疾病如心肌病、心肌炎、自主神经功能紊乱等可出现与冠心病相同的心电图表现，所以心电图对冠心病的诊断并不是一个特异性的方法。尽管心电图检查对冠心病的诊断是一项重要的临床参考依据，但其并非唯一的诊断标准。临床上对冠心病的诊断必须依据病史、症状和某些特殊检查进行全面和综合的评估。

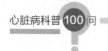

6 什么是冠状动脉CT，它的优缺点如何？

冠状动脉CT显像是近十几年来出现的新技术，特别是64排螺旋CT出现后被广泛应用。冠状动脉CT检查与普通的增强CT检查并没有区别，也是从手臂的静脉输入含碘的对比剂，如同平时输液，然后开始对心脏进行扫描，通过数字剪影技术和计算器三维重建技术对冠状动脉管腔进行显影。

64排螺旋CT对冠状动脉病变的诊断具有很高的敏感性和特性，当然目前128排CT、双源CT等对冠状动脉的显像效果更好。冠状动脉CT对冠状动脉狭窄的判断大部分与冠状动脉造影相似，只有少数病例对狭窄病变有夸大或低估。冠状动脉CT如果显示冠状动脉正常，则可以基本排除冠心病，极少有假阴性的情况。但冠状动脉CT不能完全等同于冠状动脉造影。冠状动脉造影看到的是血管腔，而冠状动脉CT看到的不仅有管腔还有管壁，因此冠状动脉CT能提供更多的信息。冠状动脉CT可以了解动脉斑块的性质、大小、软硬程度、钙化情况、长度和范围等。同时冠状动脉CT检查对冠心病的介入治疗有指导意义。

另外，冠状动脉CT检查费用相对较低，且该检查门诊即可完成，快速简便，无需住院，无创伤。因此冠状动脉CT适合做冠心病的筛查或复查，甚至高龄人群的体检。可以说冠状动脉CT是冠心病诊断的"侦察兵"。

但冠状动脉CT也有其不足之处，如外周血管条件差，无法进行高压注射者无法进行CT显像；心动过速或有心律失常，尤其房颤是冠状动脉CT检查的一大盲区，显像效果差；其次，冠状动脉存在严重钙化病变时，冠状动脉CT的准确度明显下降。另外，碘对比剂过敏和严重肝肾功能不全患者为检查禁忌证。最后，冠状动脉CT如果发现冠状动脉严重狭窄，无法进行相应的治疗，患者必须再次住院行冠状动脉造影验证及进一步实施冠状动脉介入治疗，也就是它只能发现问题，无法解决问题。

❓ 7　什么是冠状动脉造影，它的优缺点如何？

冠状动脉造影检查就是通过桡动脉（前臂）或股动脉（大腿根部）将导管插至主动脉根部，选择性将导管送入左、右冠状动脉开口，注射含碘的对比剂，

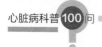

在X线透视下显示冠状动脉形态特点的一种心血管造影方法。

这种方法能清楚地显示冠状动脉粥样硬化引起的血管狭窄或阻塞的位置，是诊断冠心病的"金标准"。有胸痛症状的患者或心电图及其他无创检查提示有心肌缺血的患者均应做此项检查。年龄大的患者做心脏外科手术前也应接受此项检查。目前，诊断性冠状动脉造影检查已经成为心导管检查术中一种既常用又安全的临床检查方法，是冠状动脉疾病明确诊断的"金标准"，假阳性和假阴性率都很低。而且一旦发现冠状动脉狭窄，明显影响心肌供血，可在视屏观察下立即进行介入治疗，既发现了问题，又解决了问题。近年来，随着技术水平的成熟，术后1～2天就可出院，既节省时间，又节约医疗资源。

冠状动脉造影的缺点是存在发生手术并发症的风险，需要住院检查，费用较冠状动脉CT血管成像（冠状动脉CTA）高。心脏血管网如图3所示。

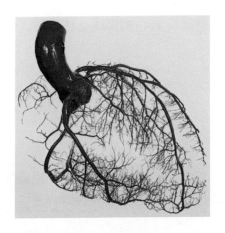

图3　心脏血管网

❓ 8　造影剂对人体有危害吗?

一般来说造影剂对人体是安全的。但是由于个体差异性,在特定的情况下,有些人会对造影剂产生一些不良反应,包括过敏反应、神经毒性(血管毒性和肾毒性)等。其中以过敏反应最为常见,根据情况可分为轻度、中度和重度。另外,对于肾功能不全者,造影剂造成肾脏进一步损伤的概率较大,且造影剂相关肾病的发生与使用剂量有一定相关性。目前,多数医院应用的含碘的造影剂为非离子型,相对而言毒副

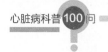

作用小，不良反应低，机体耐受性较高。

 9　什么是冠状动脉药物支架？

冠状动脉药物支架是将药物直接或与聚合物基质混合后涂布于支架表面。这样支架就成为一个局部药物缓慢释放系统。这些药物可以抑制炎症反应和新生内膜的过度增殖，有助于预防冠状动脉血管再狭窄或再闭塞。其缺点在于双联抗血小板药物服用时间长，一般至少为1年，而且后期支架内血栓发生风险较裸支架稍高。

10　冠状动脉支架是如何放进体内的？

支架的植入是不需要手术刀的。伤口就如同针眼般细小，也不需要从胸口打洞。医生先用特殊的针穿刺手上或腿上的血管；再顺着针放入导丝导管，导管就能顺着导丝在血液中穿梭，在X光透视的观察下，把包裹支架的球囊顺着导管送到病变处，球囊将支架撑开；最后，把所有导管撤出就完成支架植入了（图4）。

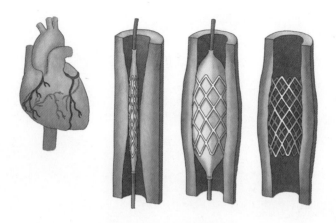

图 4　血管内冠状动脉支架释放

11　什么情况下需要放支架?

目前《慢性稳定性冠心病管理中国共识》中指出,慢性稳定性冠心病以冠状动脉病变直径狭窄程度作为是否需要干预的决策依据。当病变直径狭窄 ≥ 90% 时,可直接干预,植入支架;当病变直径狭窄 < 90% 时,建议仅对有缺血证据或 FFR(血流储备分数)≤ 0.8 的病变进行干预。对于急性心肌梗死和不稳定心绞痛来说,需要结合患者具体病情决定是否植入支架。

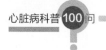

12 支架有寿命吗?

冠状动脉支架没有所谓的使用期或寿命,植入后可以终生使用。但确实也存在着支架内再狭窄问题。支架内再狭窄一般在一年内发生,其中药物支架内再狭窄发生率为 5% ～ 10%。但严重的、需要处理的再狭窄发生率并没有这么高,所以并没有支架过了使用期就要更换的说法。但是如果术后各种危险因素控制不好,植入支架血管的其他部位或其他血管可能会出现新的狭窄,需要再次行介入治疗而植入支架。这是新发病变的处理,而非原有支架的寿命到了。

13 人的一生最多能放几个冠状动脉支架?

植入冠状动脉支架是治疗严重冠心病的有效办法。大家可能都有听说过某个亲戚、朋友、同事等,因为冠心病、心肌梗死而在医院放了支架。每个人放支架的个数还不太一样,有的人 1 个,有的人 2 个,有的人 3 个。甚至有一些媒体报道,支架放了 10 个或者 8 个的。那到底人的冠状动脉可以放入多少个支架呢? 其实,是否需要放支架以及需要放几个支架,取决于患者冠状动脉病变的情况。如果是单根血管局限病变，一般植入1个支架就可以解决问题了。但是，现在冠心病患者多支病变、复杂病变越来越多，如下情况往往需要植入多个支架：①不同血管病变：有些人不止1根血管发生严重的病变，如有两根或者三根都发生严重的堵塞，那可能在这两三个位置都需要放置支架。②长段病变：有些人即使是1根血管发生了病变，但是它发生病变的范围比较长，放1个支架只能支撑起一部分的血管，那就需要再加支架才能把堵塞的位置全部支撑起来。因为支架的长度就那么几个规格，最长的3厘米左右，并且血管可能是弯曲的，一个直直的、长长的支架也放不进去，所以需要两个或三个支架串联起来。③支架内再狭窄：确实有少数的患者发生支架内再狭窄，经过评估之后，有些患者需要在原有支架内再套1个支架，把狭窄处支撑起来。④后期再有新发病变，需要再次植入支架。总之，医生会根据每个患者的具体病变情况决定植入几个支架。当然如果一次需要植入多个支架的话医生也会综合评估，必要时会建议患者行外科搭桥手术。

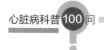 14 冠状动脉支架手术后，有些患者为什么还会胸痛？

部分冠心病患者植入支架以后仍有胸痛的不适症状。其主要影响因素可以分为两类：非缺血性因素和缺血性因素。

（1）非缺血性因素有哪些？①术后的焦虑不安。部分患者做完支架后担心血管里突然放置了一个"异物"会导致意外，从而惴惴不安，紧张焦虑。当心理负担过于严重时确实会导致新的症状——胸痛。但因为精神原因引发的胸痛位置大都不固定，程度较轻，这类患者无须担心支架本身的问题，而应该多跟医生和家属沟通，了解支架自身的特点和治疗原理，需要时间"治愈"，必要时还应考虑抗焦虑治疗。②支架牵张。有些患者因为病变弥漫，不得不植入长支架或多个支架，就有可能因此出现"血管外膜牵张"，患者容易在休息时出现胸痛。不过这类很少见的"后遗症"多数会在一个月之内完全缓解。③心律失常、呼吸系统、消化系统等原因也可能导致患者胸痛。虽然这跟支架本身无关，但是很容易"混淆视听"。患者应该尽可能清晰地描述胸痛的具体部位、发生时间、实际感受及其他病史，及时辨别病因。

（2）缺血性因素有哪些？①仍有其他分支血管或小血管堵塞。因为支架手术往往只针对主支血管堵塞较严重的部位，患者如果还有其他分支血管或小血管堵塞，仍会引起心肌缺血，从而引发胸痛、胸闷。如果分支血管比较大，也应考虑支架植入治疗。②心肌功能仍未完全恢复。急性心肌梗死患者在支架手术后仍处于心肌梗死的恢复期，受损的心肌尚未完全恢复。所以支架之前就存在的胸痛、胸闷症状仍会存在，坚持用药，保持健康生活，渐渐会有所改善。③支架内血栓形成。这是支架介入治疗严重的并发症之一，严重者可导致死亡。病变血管复杂，手术损伤较大的患者，如果支架置入后抗凝抗栓不充分，支架内容易形成血栓，堵塞后会引起胸痛、胸闷甚至猝死。因此，支架术后，要坚持服用抗凝抗栓药物，不能大意。

?●15　冠心病患者血脂需要控制在多少？

在血脂的检测项目中，基本的检测指标包括总胆固醇（TC）、低密度脂蛋白胆固醇（LDL-C）、高密

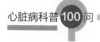

度脂蛋白胆固醇（HDL-C）以及甘油三酯（TG）等。大量临床研究反复证实，无论采取哪种药物或措施，只要能使血清LDL-C水平下降，就可稳定、延缓或消退动脉粥样硬化病变，并能显著减少动脉粥样硬化性心血管疾病（ASCVD）的发生率、致残率和死亡率。因此，冠心病患者进行调脂治疗时，应该将降低LDL-C作为首要干预靶点（目标）。

一般来说，应根据ASCVD的危险程度，确定调脂治疗需要达到的胆固醇基本目标值。临床诊断为急性心肌梗死、不稳定性冠心病、支架植入术后或搭桥术后、缺血性心肌病、缺血性脑卒中、短暂性脑缺血发作、外周动脉粥样硬化病等的患者均属高危人群。因此，冠心病患者的调脂治疗目标值为LDL-C＜1.4 mmol/L。值得注意的是，如果进行充分的调脂治疗3个月后，还是难以将LDL-C降至基本目标值，则可考虑将LDL-C至少降低50%作为替代目标。

16 冠心病患者何时开始降血脂治疗？

临床药物试验显示：他汀类药物降低总胆固醇、"坏胆固醇"（低密度脂蛋白胆固醇）的作用强，疗效确切，是已知最有效的降低"坏胆固醇"的药物。服用他汀类药物后，"坏胆固醇"降低幅度大，服用时间越长，心肌梗死、脑卒中等危险事件的发生就越少。服用他汀类药物可以减少严重冠心病患者的人数，使 19% ~ 37% 的患者不必为病情严重而接受手术治疗。最重要的是，他汀类药物除了能有效降低总胆固醇（TC）和低密度脂蛋白胆固醇（LDL-C），还能起到延缓斑块的进展、稳定斑块和抗炎等调脂以外的作用，从而达到预防和减少心脑血管危险事件发生的目的。因此，所有的冠心病患者，无论其血脂水平如何，一旦诊断均应适当服用他汀类药物（有禁忌证患者除外），并在心血管内科医生的指导下根据目标 LDL-C 水平调整剂量。值得注意的是，饮食治疗和生活方式改良是血脂异常治疗的基础措施。无论是否选择药物调脂治疗，都必须坚持控制饮食和改善生活方式，如戒烟、限酒、减少钠盐的摄入、减少脂肪的摄入，摄入足量的维生素C、增加运动、减轻体重等。

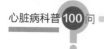 **17 服用他汀类药物降血脂治疗时需要注意什么?**

应用他汀类药物治疗总的来说是安全的，出现不良反应的概率较低。他汀类药物在治疗过程中应注意肝功能异常和肌肉疼痛等不良反应，需定期检测血常规、转氨酶(ALT和AST)和肌酸磷酸激酶（CK）。若服用他汀类药物后出现肌肉酸痛或无力症状以及排褐色尿，高度怀疑肌炎时，应立即就医，必要时停止他汀类药物治疗。另外，同时服用其他种类的降脂药物（如贝特类）时，有可能增加肌病的发生率，要多加留意。

一般来说，冠心病患者应在首次服用他汀类药物6周内复查血脂、肝功能和肌酶。若血脂能达到目标值，且无药物不良反应者，可逐步改为每6～12个月复查1次；若血脂未能达标且无药物不良反应，每3个月监测1次；若治疗3～6个月后，血脂仍未达到目标值，则需调整调脂药物剂量或种类，或联合应用不同作用机制的调脂药进行治疗。每次调整调脂药物种类或剂量，都应在治疗6周内复查。

18 冠心病患者心率需要控制在多少次/分?

冠心病患者的心率控制非常重要。因为只有心率控制在合理的范围内,才能使心肌收缩力减弱,血压下降,从而降低心肌耗氧量,减少心绞痛的发生。一般,冠心病患者的心率控制目标设定在 55 ～ 60 次/分,这一范围在多种指南和专家共识中都是高度一致的。心率控制目前主要依赖 β 受体阻滞剂药物的使用。

19 冠心病患者血压需要控制在什么范围?

根据《中国高血压临床实践指南》(2022 版)推荐,对有高血压合并冠心病的患者而言,血压降至 140/90 mmHg 以内是不够的,需要进一步降至 130/80 mmHg 以内。冠心病患者的血压控制一般来自 β 受体阻滞剂、血管紧张素受体脑啡肽酶抑制剂(ARNI)、血管紧张素受体阻滞剂(ARB)、血管紧张素转换酶抑制剂(ACEI)或钙离子拮抗剂(CCB)、利尿剂等。

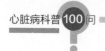 20 冠心病患者血糖需要控制在什么范围?

对于冠心病不合并糖尿病的患者而言，目前的诊疗指南和专家共识并未过多地提及血糖控制目标值。也就是说，不合并糖尿病的冠心病患者，只要血糖处于正常范围，不需要特别的处理。而对于合并有糖尿病的冠心病患者，则血糖控制满意的水平至少需要达到空腹血糖水平在 7.0 mmol/L 以内；非空腹血糖水平在 10.0 mmol/L 以内；糖化血红蛋白水平在 7.0% 以内。

21 如何更好地记住冠心病的治疗原则?

冠心病的治疗原则可以简单地记住 5 个字母：ABCDE。其中 A 代表阿司匹林和 ACEI，也就是血管紧张素转换酶抑制剂；B 代表 β 受体阻滞剂以及控制血压（blood pressure control）；C 代表戒烟（cigarette）以及降低胆固醇（cholesterol）；D 代表合理的饮食（diet）以及控制糖尿病（diabetes）；E 代表健康宣教以及运动（exercise）（图 5）。

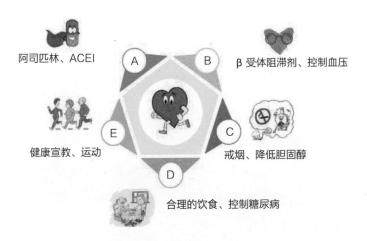

阿司匹林、ACEI

A

B

β 受体阻滞剂、控制血压

E

C

健康宣教、运动

戒烟、降低胆固醇

D

合理的饮食、控制糖尿病

图 5　冠心病治疗原则 ABCDE

22　为什么冠心病患者需要长期服用阿司匹林，服用期间需要注意什么？

冠心病是由于供应心脏血液的冠状动脉发生内皮损伤或粥样硬化，并在此基础上由血小板聚集而形成血栓，最终导致心肌严重缺血的一种病症。阿司匹林除了能解热镇痛外，还是一种有效的抗血小板聚集的药物。其作用机制是不可逆转地抑制环氧化酶的生成，抑制血小板的黏附、聚集和释放，从而达到防止微血栓形成、动脉粥样硬化和心肌梗死的作用。此

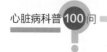

外，阿司匹林还可以抑制肝脏合成凝血酶原，延长出血时间，从而延缓或抑制血栓形成。

阿司匹林不仅可以预防心肌梗死的复发，而且对已经发生动脉粥样硬化和冠心病的患者，也能够降低其心肌梗死的发病率。研究人员发现，经常服用阿司匹林与从不服用阿司匹林的冠心病患者相比较，心肌梗死发病率的比例为1∶4。由此可见，服用阿司匹林可以明显地降低心肌梗死的发病率。

冠心病患者可以长期服用阿司匹林，但剂量要小，每日口服以75～100毫克为宜。需要强调的是，阿司匹林的副作用是可能引起出血或刺激胃黏膜引起溃疡，所以服用期间要注意大便颜色，如果有大便颜色变黑的情况建议立即去医院就诊。如果刷牙时有出血现象，皮肤有明显瘀点等，最好找医生咨询或诊断，然后在医生的指导下调整用药。

23　什么时间服用拜阿司匹林效果好？

拜阿司匹林即阿司匹林肠溶片，其作用为抑制血小板的聚集，在心脑血管疾病二级预防中发挥着重要的作用，生活中使用非常普遍。但很多人对于拜阿司匹林是饭前还是饭后服用，早上服用还是睡前服用并不十分清楚。

阿司匹林是酸性药（乙酰水杨酸）。一般来说，为避免刺激肠胃，应与食物一同送服或在饭后吃。但拜阿司匹林是肠溶片剂，它在酸性环境中不溶，在碱性环境中溶解释放，即在酸性的胃液下不溶，到了碱性的肠液中才会溶化发挥药效（这样对胃部的刺激会相对减少）。这种肠溶阿司匹林，如果放在饭后吃，因为食物会稀释胃液，中和胃酸，药物反而容易溶解，也就达不到减少对胃部刺激的目的了。总而言之，阿司匹林片应该随餐或者饭后服用，但拜阿司匹林或国产的阿司匹林肠溶片至少要在饭前半小时服用。

从药物代谢角度看，每天吃一次，只要确保每天吃药的时间都差不多，其实早上或晚上吃都是可以的。时辰药理学研究发现，早上吃药的生物利用度较高，起作用也比较快。另有研究发现，下午至晚间血小板产生最多，夜间同时也是心脑血管疾病发生率相对较高的时间段，因此主张晚上吃。目前对此不同学者意见不一，存在争议。大多数学者认为早上吃和晚

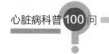

上吃都可以，最重要的是坚持每天服用。

24 正常人可以服用阿司匹林吗？

没有心脑血管疾病的患者，不建议服用阿司匹林。阿司匹林是一种抗血小板聚集的药物，对于有明确冠状动脉粥样硬化的患者，缺血性脑血管疾病的患者，以及外周动脉硬化闭塞的患者，使用阿司匹林可以抗血小板聚集，减少血栓形成，起到非常好的预防和治疗作用。但对于没有上述疾病的健康人群，长期使用阿司匹林不但没有益处，反而有药物的副作用。比如，长期应用阿司匹林可以导致胃黏膜水肿、糜烂，形成消化性溃疡，甚至出现消化道出血，所以正常人应避免服用阿司匹林。

25 服用阿司匹林期间能做手术吗？

服用阿司匹林期间能否进行手术需要视情况而定。因阿司匹林属于非甾体类抗炎药，在临床上常被用于抑制血小板聚集，从而防止血栓形成。所以理论上来说，服用阿司匹林后会导致凝血时间延长，加重手术出血程度。因此，对于择期手术患者，最好是在

停服阿司匹林 5～7 日后再进行手术，至少也要在
3～5 日进行手术，这样才能够确保手术的安全。但
是，如果是急诊手术，病情已经威胁到患者的生命安
全，这时只能马上进行手术。虽然此时的手术风险比
较大，但若不及时进行手术，可能随时会导致患者发
生休克等症状，而危及其生命。所以当服用阿司匹林
后能否进行手术，最终需要医生根据患者的具体情况
而定，不是太着急的手术，尽量推迟到 3～5 天后手
术。紧急手术要马上进行，但是医生在手术前要做好
充分的准备来面对手术出血的风险。

26 急性心肌梗死和心绞痛有什么异同？

心绞痛与急性心肌梗死，其疼痛的部位相同，大
多位于胸骨后中下部，急性心肌梗死位置可更低或位
于上腹部。心绞痛与急性心肌梗死疼痛的性质相同，
都呈压榨性或窒息性疼痛；但急性心肌梗死的程度会
更剧烈，常伴有面色苍白、出汗或者晕厥。心绞痛常
有诱因，多于劳累、活动或情绪激动时发生，但急
性心肌梗死诱因不常有，静卧时也会发生；心绞痛疼
痛的持续时间较短，一般在 1～5 分钟或者 15 分钟

以内；急性心肌梗死疼痛的时间较长，持续数小时或者 1～2 日。心绞痛的发作频率比较高；急性心肌梗死的发作不频繁。心绞痛发作时服用硝酸甘油可以显著地缓解；急性心肌梗死服用硝酸甘油作用较差或无效。心绞痛时血压可升高或无显著改变；急性心肌梗死时可出现血压降低，甚至发生低血压性休克。心绞痛发作时没有发热、血白细胞、心肌坏死标记物的改变；急性心肌梗死常有发热，血白细胞升高，心肌坏死标记物的升高。心绞痛发作时的心电图一般无变化或出现一过性的缺血性变化；急性心肌梗死发作时心电图会有一个特征性和动态性的改变。

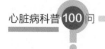 27 冠心病会遗传吗？

心脏病根据病因形成的不同，主要可以分为先天性心脏病和后天性心脏病。冠心病属于后天性心脏病。冠心病病因很多，也很复杂。多年来许多学者对冠心病进行了大量的研究，发现冠心病的发病具有明显的家族性。父母亲中有 1 人患冠心病，其子女患病率为父母亲正常者的 2 倍。若父母亲均患冠心病，则子女患病率为父母亲正常者的 4 倍。若父母亲均早年

患冠心病，其子女患病率较无冠心病父母亲子女的患病率高 5 倍。但这不是说冠心病一定都遗传。更多的学者认为，虽然冠心病具有明显的家族性特点，然而其发病是多因素共同作用的结果。所以说，上一代患有冠心病，并不意味着下一代也肯定会患冠心病。

28 什么是心肌桥，危险吗，怎么治疗？

心肌桥是一种先天性的变异。正常人的冠状动脉都是走在心肌的表面，叫作心外的冠状动脉。而心肌桥患者，冠状动脉部分或者有一段会走在心肌的里面，这样，当心肌收缩的时候，会压迫冠状动脉。心肌桥从纤维结构来看，内皮比较薄，内皮下组织不完整。所以，心肌桥往往是在青、中年时期出现症状，多半是良性病变，但也会出现胸闷、胸痛的症状。少量报告显示心肌桥可能出现猝死，多见于运动员，或者剧烈运动和体力劳动的人，但也很少见。心肌桥确诊主要靠冠状动脉造影或者冠状动脉CTA检查。冠状动脉造影时心肌桥检出率为 0.51% ～ 16%，尸体解剖时检出率达 15% ～ 85%。这说明大部分心肌桥并没有临床意义，也不需要特殊治疗。有胸闷、胸痛症状者可选用倍他受体阻滞剂（如倍他乐克、比索洛尔等）和钙通道阻滞剂（如合贝爽）等治疗。

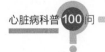 **29　发生急性心肌梗死应该怎么办？**

心绞痛一般历时 1 ～ 5 分钟，很少超过 15 分钟。如果心绞痛持续时间超过 20 分钟，并出现大汗淋漓、面色苍白、躁动不安、呼吸急促，伴有濒死感，含硝酸甘油不能缓解，就要意识到发生急性心肌梗死的可能。当出现上述情况时，患者及其家属不要惊慌，首先应让患者停止任何主动活动，平卧休息，立即舌下含服硝酸甘油 1 片，有条件者应吸氧；并立即呼叫救护车，尽快将其转送到附近有胸痛中心的医院急诊科。心肌梗死的诊治关键是及早救治，及早开通堵塞血管，"时间就是心肌，时间就是生命"。

30　心肌梗死支架术后坏死心肌能恢复吗？

心肌细胞是不可再生的一种细胞，一旦坏死就不能恢复。人体的心肌细胞存在于心脏中，当患者存在冠心病、急性心肌梗死，或者急性病毒性心肌炎时，心肌细胞就会出现缺血损伤甚至坏死。一旦坏死，心肌细胞不可再生，坏死的部位未来会通过瘢痕组织来弥补。如果患者出现心肌细胞的坏死，会永久影响到心脏的结构和功能，也就是会导致心脏出现结构变化，最终出现心律失常、心力衰竭等情况。建议如果发现已经存在冠心病，一定要及早进行冠心病的治疗，避免病情进展到急性心肌梗死的阶段。疑似发生急性心肌梗死，要第一时间就诊，确诊后要尽快开通闭塞血管，恢复心肌供血，减少心肌坏死的范围。

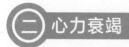

31 什么是心力衰竭?

心力衰竭是由于心脏功能或结构异常导致心脏收缩/舒张功能障碍,从而产生一系列症状的临床综合征。简单地说,心脏相当于我们身体里的一台水泵,把水(静脉血)抽上来以后再把水(动脉血)泵到全身,保证身体能获得足够的能量。如果这个水泵无法把水抽上来,或者没法把水泵出去,或者抽水和泵水能力下降了,那么身体就会缺血缺氧,出现不舒服,这就叫作心力衰竭。

心力衰竭不是一个独立的疾病,而是各种心脏病的严重阶段,其发病率和死亡率极高。

32 心力衰竭的常见病因和诱因有哪些?

引起心力衰竭的病因(图6)很多,凡是能引起原发性心肌收缩和(或)舒张功能障碍、心脏负荷过重以及心脏舒张受限的各种疾病,都可以引起心力衰

竭。心脏瓣膜疾病、冠心病、高血压、先天性心脏
病、心肌病、心肌炎、肺心病等是常见的临床病因。
此外，各种感染如肺炎、心律失常、过度劳累、激
动、治疗不当(强心药物不足、过量)、妊娠、静脉内
迅速大量补液、气候急剧变化等是心力衰竭的常见诱
发因素。

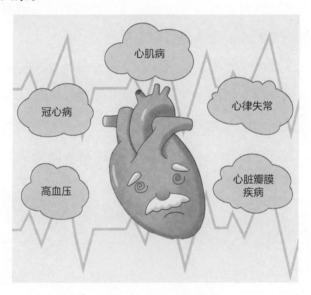

图6　心力衰竭常见病因

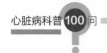 33 有心脏病的人是不是就一定有心力衰竭?

心脏病患者出现心力衰竭是有一个过程的,每个患者情况不同,出现心力衰竭所需要的时间也不一样。这就是说,在得了心脏病后还有一个"代偿期",即患者虽然有心脏病,如到医院检查时发现心脏有杂音或心脏扩大了等表现,但心脏通过各种努力(如增加收缩力量)使心功能维持在正常水平。如果在原来心脏病基础上再有一些诱发因素(如感染、体力活动过度及贫血等),或者原来的心脏病一直没有得到良好的控制,那么心脏就可以由代偿期发展到失代偿期,最终发生心力衰竭。

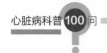 34 心力衰竭有哪些常见症状?

心力衰竭可分为急性心力衰竭(急性心功能不全)和慢性心力衰竭(慢性心功能不全)。

急性心力衰竭的主要临床表现有突发严重呼吸困难、强迫坐位、面色灰白、发绀、大汗、烦躁,同时可出现频繁咳嗽、咳粉红色泡沫样痰,极严重者可出现休克和神志不清。

慢性心力衰竭的主要表现如下。①劳力性呼吸困难：发生在重体力活动时，休息后可自行缓解。②夜间阵发性呼吸困难：发生在夜间，突然憋醒，感到窒息和恐怖并迅速坐起，需要半小时或更长时间才能缓解。③端坐呼吸：平卧后逐渐出现呼吸困难，坐位时呼吸困难明显改善。④咳嗽、咳痰和咯血：心力衰竭导致的咳嗽多发生在夜间，坐位或立位时咳嗽可缓解，多为白色泡沫样痰，严重时可能带血丝或为粉红色泡沫样痰。⑤乏力、食欲不振，恶心、呕吐，尿量减少，夜尿多，蛋白尿，下肢水肿，胸水、腹水心包积液等。水肿最先出现于足、踝、小腿，随心力衰竭加重逐渐向大腿蔓延及全身，发展缓慢。早期白天出现水肿，夜间休息后消失，晚期出现全身性凹陷性水肿，卧床患者为腰骶部和下肢水肿。

当然，以上症状并不是心力衰竭独有的，如出现上述症状需及时去医院就诊、与医生进行沟通，进行相关的辅助检查予以鉴别。

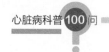 35 休息时也有气促，是不是最严重的心力衰竭？

美国纽约心脏病学会（NYHA）将慢性心力衰竭患者心功能的判定分为四级，即NYHA分级，主要是根据活动能力进行分级，Ⅰ级最轻，Ⅳ级最严重。

Ⅰ级：体力活动不受限制，日常活动无心力衰竭的症状；Ⅱ级：体力活动轻度受限，日常活动和工作（如常速步行1500～2000米或登三层楼等）出现心力衰竭的症状；Ⅲ级：体力活动明显受限，稍事活动（如日常家务劳动、常速步行500～1000米或登两层楼等）后即出现症状；Ⅳ级：一切体力活动均受限制，休息时仍有症状。

休息时气促，依据标准判断处于心功能NYHA Ⅳ级阶段。NYHA分级方法主要根据患者活动时伴随的症状或者说是主观感觉来进行心功能的分级，每个人的耐受性不同可有明显差别，再经如强心、利尿、扩血管等治疗后，症状可部分或完全消失。所以NYHA心功能Ⅳ级患者症状可能很重，但不一定与心功能的状态完全平行，具体心脏病变的严重程度应根据体征以及辅助检查（需在医院进行的化验或仪器设备检查）帮助判定。

36 医生说我是心功能 Ⅲ 级，又说我处于心力衰竭的C阶段，这是怎么回事?

这是心力衰竭的另一种分级方法，根据心力衰竭发生发展的过程，可分成 A、B、C、D 四个阶段，旨在强调心力衰竭重在预防。对心力衰竭高危人群（心力衰竭 A 期）进行筛查、控制危险因素和干预生活方式，有助于预防左心室功能障碍或降低新发心力衰竭的风险。

阶段 A：没有任何临床症状，患者可能没有感觉到任何不舒服，但实际上已经开始有了心力衰竭的潜在问题。比如，已经有了高血压、冠心病，或者是有很严重的糖尿病，也包括肥胖、代谢综合征等最终可能累及心脏病的人群。此外，应用心脏毒性药物的患者也具有非常大的风险。然而患者在自我感觉上，没有心慌、活动后气短等心力衰竭的症状，在器械检查的时候，也没有发现心脏明显扩大，或者是心电图有特殊的改变（除冠心病患者以外）。这组患者我们也

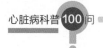

称为"前心力衰竭阶段"患者，是有潜在心力衰竭风险的患者。

阶段B：指患者没有感觉到不舒服，还可以一口气登上三层楼，但是在做器械检查的时候，发现心脏结构异常。例如，在做超声心动图检查的时候发现心脏扩大、左心室肥厚、无症状的心脏瓣膜改变，也包括既往有心肌梗死病史等。这一阶段相当于无症状心力衰竭，或NYHA心功能Ⅰ级。这组患者我们也称为"前临床心力衰竭阶段"患者。由于心力衰竭是一种不断进展的疾病，所以处在这一阶段的患者就应积极治疗。

阶段C：已经出现了传统意义上的症状。该阶段患者有心脏病，并且已发生了心脏的结构改变，以往或目前有心力衰竭的症状和/或体征，如患者活动后感觉气短，晚上睡觉躺平可能发作一阵一阵的呼吸困难，要坐起来才能缓解，睡觉躺不住了。这组患者我们也称为"临床心力衰竭阶段"的患者。这一阶段包括NYHA心功能Ⅱ、Ⅲ级和部分Ⅳ级患者。

阶段D：患者心脏病和心脏结构改变严重，虽经积极的内科治疗，休息时仍有症状，且需要特殊干预

（如因心力衰竭需反复住院且不能安全出院、需长期在家静脉用药、等待心脏移植、应用心脏机械辅助装置者，也包括部分NYHA心功能Ⅳ级的患者）。这组患者也被称为"难治性终末期心力衰竭阶段"患者。这一阶段患者预后极差，平均生存时间仅三四个月。

37 心力衰竭患者何时需要就诊？

心力衰竭患者如果有以下情形，要立即拨打120：持续胸痛且含服硝酸甘油无法缓解；严重且持续的呼吸困难；严重头晕或晕倒。

如果有以下情形，要尽快来医院就诊：呼吸困难加重、体力明显下降；常因憋气而醒来，需要垫更高的枕头才能入睡；持续的心跳加速；心慌症状明显；体重迅速增加。

如果有以下情形，可以联系心力衰竭中心医生咨询：水肿加重或有腹痛；头晕加重；食欲不振或恶心；乏力加重；咳嗽恶化。

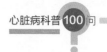

38　心力衰竭患者出院后需多久至医院复诊?

心力衰竭是各种心脏病的一个危重结局。在经积极治疗后,绝大多数患者心力衰竭有所控制,但病情却并不稳定。究其原因在于器质性改变发生的心脏病本身不易消除,如果再有诱发因素存在,就会趁机杀"回马枪",引起心力衰竭复发。

根据患者情况制订随访频率和内容,心力衰竭住院患者出院后 2 ~ 3 个月死亡率和再住院率高达 15% ~ 30%,因此将出院后早期心血管事件高发这一时期称为心力衰竭的易损期。优化慢性心力衰竭的治疗是降低易损期心血管事件发生率的关键。因患者病情不稳定,需进行药物调整和监测,应适当增加随访频率,2 周 1 次,病情稳定后改为 1 ~ 2 个月一次。

对于病情不稳定,在规律治疗时仍有轻微心力衰竭症状的患者建议 1 ~ 3 个月进行门诊复查或住院评估治疗。病情稳定的患者可根据情况半年至 1 年进行门诊复查。进行的项目为监测肝肾功能、电解质、pro-BNP、心电图、心脏超声等。对于因其他疾病就诊或住院的患者宜重复检查心脏超声检查，评估心脏重构的严重程度。在复诊治疗过程中，与其他一般心脏疾病治疗方案不同的是，心力衰竭专病医生会根据患者复诊时病情的控制情况逐渐将改善心脏重构的药物调整至目标剂量或最大耐受量剂量以期更好地改善疾病的预后；若规范化药物治疗 3～6 个月后治疗疗效不佳，需进一步评估是否需进行非药物器械治疗。所以患者治疗的依从性很重要，及时规律复诊、与医生保持密切联系是保证心力衰竭治疗疗效的关键。

39 想知道是不是得了心力衰竭，需要到医院做什么检查？

第一次到医院就诊，医生除了详细地询问病史和体格检查外，还会做一些必要的辅助检查，如血常规、尿常规、电解质、糖化血红蛋白、血脂、肝肾功能、甲状腺功能、血 BNP/NT-proBNP、肌钙蛋白、胸片与 12 导联心电图、心脏超声心动图等。通过以上的初筛检查可确定患者是否存在心力衰竭。若患者确定存在心力衰竭，需行特殊检查用于进一步明确病因和病情评估，如冠状动脉 CTA 或冠状动脉造影、心脏磁共振（CMR）、负荷超声心动图、核素心室造影及核素心肌灌注和/或代谢显像、心肺运动试验、6分钟步行试验、心肌活检、基因检测等。

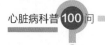 40 什么是BNP，它对诊断心力衰竭有用吗？

BNP是脑钠肽的英文缩写。它是由心脏分泌的一种激素，血浆BNP水平升高与身体内异常状态（如左心室射血分数降低、左心室壁肥厚和左心室灌注压升高、急性心肌梗死和缺血等）相关，并且升高的程度与疾病的预后有一定关系。在急诊情况下，结合临床评估应用，有助于鉴别引起呼吸困难的原因是心力衰竭还是其他原因。但它对许多人体本身的生理因素都很敏感，如年龄、性别、体重和肾功能。例如，射血分数代偿的患者比射血分数减低的患者BNP水平低，在肥胖人群中水平低；女性及60岁以上的人群没有心力衰竭者的BNP水平也会升高。但是BNP水平的升高只是在诊断不明时给可疑心力衰竭的诊断或考虑心力衰竭的诊断提供砝码，并不能单单用BNP来确定或排除心力衰竭的诊断。

41 常听医生说射血分数，什么是射血分数，有什么意义？

射血分数是评价心功能的一项重要指标，它是由超声心动图检查得到的。心室收缩时并不能将心室的血液全部射入主动脉。在心脏的一次跳动中，医生测量心脏舒张到最大时左心室容纳的血液体积减去收缩到最小时的体积，被前者除得到的一个百分数就是射血分数（EF）。LVEF是指左心室收缩时射向主动脉的血液量与心室舒张末期容积的比值，反映心脏的收缩功能，正常情况下左心室射血分数（left ventricular ejection fraction，LVEF）≥50%。根据LVEF的不同，慢性心力衰竭分为射血分数降低的心力衰竭（heart failure with reduced ejection fraction，HFrEF）、射血分数保留的心力衰竭（heart failure with preserved ejection fraction，HFpEF）和射血分数中间值的心力衰竭（heart failure with mid-range ejection fraction，HFmrEF）。HFrEF的诊断：有心力衰竭症状或体征，且LVEF<40%；HFmrEF和HFpEF的诊断：①有心力衰竭症状或体征；②LVEF：HFmrEF患者LVEF40%～49%；HFpEF患者LVEF≥50%。③BNP升高，并符合以下至少一条：

a.左心室肥厚和/或左心房扩大，b.心脏舒张功能异常。心力衰竭新的分类和诊断标准在于提示不同类型的心力衰竭患者其临床特征、病理生理、治疗和预后有所不同。

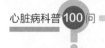 **42 治疗慢性射血分数降低心力衰竭（HFrEF）的药物主要有哪些？**

药物治疗是慢性射血分数降低的心力衰竭（HFrEF）治疗的基石，目标是改善临床症状和生活质量，预防或逆转心脏重构，减少再住院，降低死亡率。药物包括两大类药物：①改善症状的药物：利尿剂（如速尿、双克）、洋地黄制剂（地高辛）；②拮抗神经内分泌激活、改善预后的药物：包括β受体阻滞剂（倍他乐克、比索洛尔等）、ACEI（××普利）/ARB（×沙坦）/ARNI（诺新妥）、醛固酮受体拮抗剂（如安体舒通）、伊伐布雷定、SGLT2抑制剂（×格列净）。

对所有新诊断的HFrEF患者应尽早使用ACEI/ARB/ARNI和β受体阻滞剂（除非有禁忌证或不能耐受），从小剂量开始，逐渐增加至目标剂量或最大耐受剂量。NYHA心功能Ⅱ～Ⅲ级、有症状的HFrEF患者，若能够耐受ACEI/ARB，推荐以ARNI替代 ACEI/ARB，以进一步降低心力衰竭的发病率及死亡率。有淤血症状和/或体征的心力衰竭患者应先使用利尿剂以减轻液体潴留。LVEF ≤ 35%、使用ACEI/ARB/ARNI和β受体阻滞剂后仍有症状的慢性HFrEF患者，加用醛固酮受体拮抗剂。无论是否合并糖尿病，均推荐使用SGLT2抑制剂联合治疗所有已接受ACEI/ARB/ARNI/β受体阻滞剂/MRA治疗的HFrEF患者。仍持续有症状，LVEF ≤ 40%加用地高辛。窦性心律，静息心率 ≥ 70次/分，受体阻滞剂达最大耐受剂量，加用伊伐布雷定（图7）。

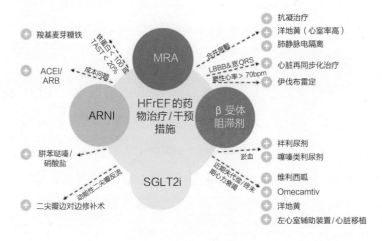

图7 心力衰竭治疗方案

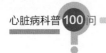

43 为什么心力衰竭治疗要使用 β 受体阻滞剂，如何使用 β 受体阻滞剂，如何确定 β 受体阻滞剂的目标剂量和最大耐受剂量？

循证医学已证实HFrEF患者长期应用 β 受体阻滞剂（琥珀酸美托洛尔、比索洛尔及卡维地洛），能改善症状和生活质量，降低死亡、住院、猝死风险。

在心力衰竭发生和发展的过程中，神经内分泌激活，特别是交感神经系统和肾素−血管紧张素−醛固酮系统（RAS）的激活起了关键作用，这是人们能够接受 β 受体阻滞剂治疗心力衰竭的基础。β 受体阻滞剂治疗心力衰竭主要通过多种机制抑制交感神经系统，改善心脏重构。

所有慢性HFrEF心力衰竭，心功能 II ～ III 级，LVEF ＜ 40％，病情稳定均必须应用 β 受体阻滞剂，除非有禁忌证或不能耐受。应在RAAS抑制剂和利尿剂基础上加用 β 受体阻滞剂。心功能 IV 级者，需待病情稳定 14 天未用静脉药物，且已无液体潴留并体重恒定，在严密监护下应用。因 β 受体阻滞剂的负性肌力作用可能诱发和加重心力衰竭，治疗心力衰竭的生物学效应需持续用药 2～3 个月才能逐渐产生，故起始剂量须小，每隔 2～4 周可剂量加倍，越是缓慢增量，越能耐受。静息心率降至 60 次/分左右的剂量为 β 受体阻滞剂应用的目标剂量（目标剂量的参考值：比索洛尔 10 毫克/天，琥珀酸美托洛尔 190 毫克/天，卡维地洛 50 毫克/天）或最大耐受剂量。达到目标剂量后长期维持而不是减量。如前一较低剂量出现不良反应，可延迟加量直至不良反应消失，早期不良反应一般均不需停药。临床试验表明，高剂量优于低剂量，但低剂量仍能降低死亡率，因此如不能耐受高剂量，低剂量仍应维持应用。

44 为什么心力衰竭患者要使用肾素-血管紧张素系统抑制剂（ACEI/ARB/ARNI）？

肾素-血管紧张素系统抑制剂 ACEI（××普利）/ARB（×沙坦）/ARNI（诺新妥），通过抑制循环神经内分泌系统而抑制组织肾素-血管紧张素等多种机制发挥其预防心力衰竭和治疗心力衰竭的作用。其对各种程度心力衰竭的疗效已为许多设计周密的大规模临床试验所充分证明。该抑制剂已成为治疗心

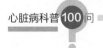
力衰竭的第一线药物。推荐所有 HFrEF 患者均应使用 ACEI 或 ARB 或血管紧张素受体脑啡肽酶抑制剂（angiotensin receptor neprilysin inhibitor，ARNI）抑制肾素–血管紧张素系统（除非有禁忌证或不能耐受）、联合应用 β 受体阻滞剂及在特定患者中应用醛固酮受体拮抗剂，以降低心力衰竭的发病率和死亡率。肾素–血管紧张素系统抑制剂应尽早使用，从小剂量开始，逐渐递增，每隔两周剂量倍增 1 次，直至达到最大耐受剂量或目标剂量。滴定剂量及过程需个体化，开始服药和调整剂量后应监测血压、血钾及肾功能。调整到最佳剂量后长期维持。应用该类药物期间要定期复查肾功能、电解质，注意有无引起肾功能恶化和高钾血症。

45 射血分数保留的心力衰竭（HFpEF）常见吗，严重吗，HFpEF 应该怎样治疗？

射血分数保留的心力衰竭可与射血分数降低的心力衰竭同时出现，也可单独出现。单纯的 HFpEF 占心力衰竭患者的 20%～60%，在老年女性中最为常见，其中大部分有高血压和（或）糖尿病，并常有冠状动脉疾病或心房颤动。HFpEF患者的事件发生率和死亡率与射血分数降低的心力衰竭患者相似。这些患者的住院率很高，也有观点认为其预后优于射血分数降低的心力衰竭。

HFpEF患者的治疗主要针对症状、心血管基础疾病和合并症、心血管疾病危险因素，采取综合性治疗手段。

（1）积极控制血压：其达标血压应低于单纯高血压患者的标准，将血压控制在130/80 mmHg以下。降压药物推荐优选ACEI/ARB/ARNI、β受体阻滞剂。

（2）控制心房颤动心率和心律：心动过速可加重舒张功能障碍，因此，在伴有心房颤动的患者中，应加用控制心室率的药物（如β受体阻滞剂等）。同时，将心房颤动心律转复为窦性心律即正常心律并维持，可能有益。

（3）应用利尿药：如果有呼吸困难或肢体水肿，应用利尿药可改善症状，但不宜过度使用，以免产生低血压。

（4）血运重建治疗：由于心肌缺血可以损害心脏的舒张功能，对于冠心病患者，有症状的或明确的心肌缺血者，应考虑进行介入治疗或冠状动脉搭桥术治疗。

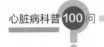 46 心力衰竭患者什么情况下需要抗凝治疗？

临床研究显示，心力衰竭及血栓栓塞事件的并发症发生在1%～3%。抗凝药物主要用于以下情况：①心力衰竭伴房颤及卧床有四肢栓塞史的患者，必须长期抗凝治疗。②极低LVEF值、左室室壁瘤、显著心腔扩大、心腔内有血栓存在需预防应用抗凝药。

47 心脏射血分数恢复正常后能停药吗？

恢复期患者心脏代偿功能虽有所恢复，但并非就可以"高枕无忧"。对原因不明的射血分数降低的心力衰竭（HFrEF），停用改善心室重构药物是其心力衰竭复发的重要原因，停药后患者心力衰竭复发率达30%以上。HFrEF患者不要停用有循证医学证据的药物。一旦复发，对心肌细胞造成的损伤可能使患者很难再次出现LVEF恢复。射血分数的改善只代表了缓解而非永久康复，在确定可靠的复发预测因素之前，治疗应该一直持续下去。为了保持心脏功能，促进逆转重构和改善心脏功能的药物还是绝对必要的。停用有风险，复发需谨慎，建议持续服药、规律随访。

48 目前有哪些器械或外科手段可用于心力衰竭的治疗？

心力衰竭患者的心脏植入型电子器械治疗主要包括两项内容：①CRT（心脏再同步治疗，俗称三腔起搏器），用于纠正心力衰竭患者的心室收缩，同步以改善心衰；②ICD（植入型心脏复律除颤器），用于心力衰竭患者室性心动过速引起的心脏性猝死的一级或二级预防，关键时刻可以救命。心力衰竭患者在药物优化治疗至少3个月后LVEF仍≤35%的，应该接受评估是否需CRT和ICD治疗。心力衰竭器械治疗示例如图8所示。

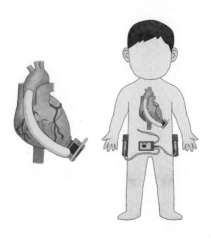

图 8　心力衰竭器械治疗（左心辅助装置）

针对心力衰竭的外科手术方法大多处于研究中。目前，外科手术方法主要针对缺血性心力衰竭，通过再血管化、减少容积或瓣膜反流或狭窄的方法，恢复正常左心室几何形状与功能。严重患者可行心脏移植手术。

 49　心力衰竭恢复期患者如何自我管理？

心力衰竭症状大多是病情加重到一定程度后出现的，所以不能依靠症状来判断病情变化。为了及时发现心力衰竭恶化的早期预兆信号及避免心力衰竭加重复发，降低就诊频率及住院率，心力衰竭恢复期患者应注意以下几个方面。

（1）细致观察，认真记录血压、心率、体重、液体出入量、活动量以及各种心力衰竭相关的症状、用药。

（2）监测体重。

（3）注重精神和心理调适，必要时接受心理和精神治疗。

（4）预防感染。

（5）注意营养和饮食。

（6）戒烟限酒。

50 心力衰竭患者还能锻炼吗，如何进行运动康复？

对于运动，心力衰竭患者出院后多处于两个极端。一部分患者十分想恢复正常生活，什么程度的活动都觉得自己可以做；另一部分患者担心活动加重病情，什么都不做。

适当运动可以改善心脏功能，缓解焦虑，改善肢体协调能力，预防跌倒，有助于减轻体重，提高生

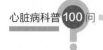

活质量。研究证实了慢性心力衰竭运动康复的安全性
和有效性，其可降低慢性心力衰竭（包括HFrEF和
HFpEF）患者的病死率和再住院率，改善患者运动耐
量和生活质量。推荐心力衰竭患者进行有规律的有氧
运动，以改善症状，提高活动耐量。稳定的HFrEF患
者进行有规律的有氧运动可降低心力衰竭住院风险。
运动康复适应证为NYHA心功能Ⅰ～Ⅲ级的稳定性心
力衰竭。

患者平时可进行适合自己的运动。恢复期患者不
可长期与病床为伴，根据具体情况，"动静结合"，进
行规律、循序渐进且有限度的活动。对心脏最好的运
动是"有氧"运动，如散步、骑车、游泳、划船、打
太极拳等，待心功能确实恢复稳定后，再参加力所能
及的工作。

在运动时应掌握度。以活动时不感到疲乏、心
慌、气急，活动时最高心率每分钟不超过120次，
或不比休息时加快每分钟20次为度。如心功能Ⅰ级
患者，可以打太极拳、做操；每天可多次步行，每
次5～10分钟，并酌情逐渐延长步行时间。心功能
Ⅱ～Ⅲ级患者，可以到室外平地散步，做些力所能及

的活动。如失代偿期需卧床休息，或为卧床患者，可给予按摩或被动运动，以防止肌肉废用性萎缩，预防深静脉血栓形成。在心力衰竭康复期可在心脏康复治疗师的指导和监测下行心肺运动试验，制订运动处方，进行专业的运动康复。

（三）心律失常

? 51 什么是心律失常，有哪些临床表现？

心律是心脏跳动的节律。正常人心脏的跳动是有规律的，像摆钟一样"滴答滴答"非常稳定地按照每分钟60～100次的节律跳动。如果心脏跳动的节律失去规律性或跳动得过于缓慢或过快，则称为心律失常。由于人们习惯了心脏有条不紊地跳动，所以一般不会感觉到心脏的跳动。但一旦心脏的跳动失去了原有的规律就会感到不舒服，有的感到"心脏忽然停顿一下""像乘电梯一样有一种落空感"，有的感到心脏突然猛烈冲击胸部，有的则觉得心脏快跳到喉咙里了，更多的是觉得心慌、胸痛、头晕、心前区不适感、憋闷、气急、手足发凉和晕厥，甚至猝死。如果有以上症状，应警惕自己有心律失常可能，须及时到医院心血管内科就诊，以免延误病情。大多数心律失常可以通过普通心电图及动态心电图检查明确诊断（图9）。

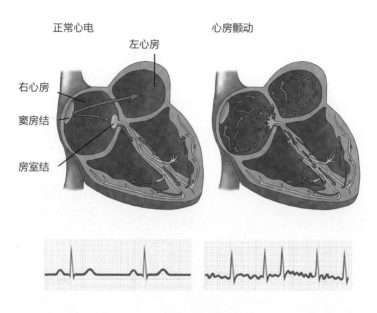

正常心电　　　　　　　心房颤动

左心房

右心房

窦房结

房室结

图9　心律失常

52　什么是室性早搏，可以怎么治疗？

首先介绍一下人类心脏内的传导通路，也就是医生常说的"电线"。窦房结发放冲动传到房室结，随后通过左右束支以及浦肯野纤维激动心室，这样左心房、右心房，以及左心室、右心室会先后收缩。室性早搏患者是左心室或者右心室出现了异位兴奋点，使

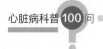

心室提前收缩，而产生心慌或者心脏骤停感。这些异位兴奋点可以出现在心室的很多位置，许多患者甚至有多个异位兴奋点。室性早搏的治疗主要包括药物治疗和射频消融手术治疗。室性早搏数量不多，或者不愿意接受射频消融手术的患者，可以先使用药物进行控制。但是如果药物控制不佳，或者室性早搏数量占总心跳的10%以上，或者已经出现心脏扩大或者心脏功能不全，还是推荐用射频消融术来消除/减少室性早搏。那么，手术成功后是否意味着以后就一个室性早搏都不会有了呢？其实部分患者在术后仍会有个别室性早搏，原因如下：第一，在普通人群中，室性早搏的发病率为1%～4%，如果使用动态心电图监测则高达40%～75%，也就是说正常人大部分是有室性早搏的，这些室性早搏如果数量较少，不引起症状，不影响生活或者心脏功能，可以不予干预。第二，如果患者术前动态心电图检查已经提示多个异位兴奋点，那么手术过程中可能只消除了发作频繁的一个或多个兴奋点。对于发作频率低的起源点则无法定位以及手术，所以手术以后这些兴奋点可能会引起个别早搏。

53 在家中突发室上性心动过速时如何紧急处理？

曾有室上性心动过速发作，并且心电图诊断明确的患者，如果未行射频消融术进行根治，在家中室上速发作时，该如何处理呢？① Valsalva动作：深吸气后，屏气状态下用力做呼气动作10～15秒，增加胸腔压力，刺激迷走神经。②改良 Valsalva动作：半卧位憋气之后立即平卧，并由他人协助抬高双腿，可以增加回心血量，将1分钟后室上速转复成功率从传统Valsalva动作的17.0%提高至43.5%。③面部降温法：将面部浸润于装有冰水或冷水的脸盆中数分钟。④颈动脉窦按摩法：患者取半卧位，头略向后转，用单手拇指轻轻按压单侧颈动脉窦，适当加压，按压20～30秒，若无不适，可用相同方法按压另一侧。切勿同时按压两侧颈动脉窦，以免血压骤降、心跳停止。但是，如果上述方法无效，建议及时去医院就诊，行药物或者电复律。

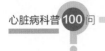

54 什么是房颤，有哪些危害？

在生活当中，很多人会出现心律失常的情况，房颤就是其中的一种。这种疾病大多发生于中老年人身上，年轻人发生率较低。出现房颤症状时，患者会感到头晕、心慌、气短、浑身乏力等。房颤的危害主要包括：①脑卒中。房颤引起的最严重的并发症就是脑卒中，发生率约占5%。相较于没有房颤的患者，卒中风险平均提高了3～5倍。当患者同时伴有高血压、糖尿病、心功能不全时，卒中风险又会大大提高。因此，对于房颤患者，抗凝治疗至关重要。②血栓栓塞事件。发生心房颤动时，心房是以600次/分钟左右的速度颤动，这就意味着，心房做不到有效地收缩使血液快速通过；因此，血流淤滞在心房中，就容易结成血凝块，就好像流速缓慢的河段有严重的泥沙淤积一样。一旦血凝块形成，又被血流冲刷脱落，血块就会随着大血管流到全身，随之堵塞脑血管及外周动脉，造成相应器官的缺血，称为血栓栓塞事件。③心力衰竭。心房作为一个生了重病的传令官，传递给下一站错误的命令；而下一站，也就是房室结，会尽量完成传令官的命令，导致心脏以非常快的速度跳动，最快的时候心跳会接近200次/分。在这样大的工作强度下，心肌的力量很快就会耗尽，即可能出现心力衰竭。房颤的患者，发生心力衰竭的风险是非房颤患者的3倍。④增加心血管疾病的死亡率。合并心血管疾病的房颤患者占据了相当大的一部分，约为70%，其中65.2%为非瓣膜性房颤患者。相关的心血管疾病中，合并高血压的患者占40.3%，合并冠心病的患者占34.8%，合并心力衰竭的患者占33.1%。各种心血管疾病患者合并房颤时，与无房颤者相比，血管病的自然病程都明显恶化，死亡率显著增加。冠心病患者合并房颤，与不合并者的存活率分别是38%和80%。心梗患者伴房颤，可使死亡率明显升高。对于合并房颤的心力衰竭患者，心房的辅助泵功能丧失，同时伴发的快室率房颤可导致患者病情的进一步恶化，心力衰竭症状明显加重。因此，合并心血管疾病的房颤患者，全因死亡率、住院率等都明显高于无房颤的患者，及时有效的治疗非常重要。

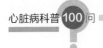

55 房颤射频消融术成功率如何？

射频消融术是房颤的一种重要治疗方法。房颤的射频消融成功率主要取决于房颤的类型。对于不同类型的房颤，其射频消融手术的成功率是不同的。房颤主要分为阵发性、持续性、长程持续性和永久性。根据房颤发作的时长来看，阵发性房颤可以理解为处于疾病的早期，持续时间短，心房内病灶范围相对较小，手术成功率较高，在成熟的房颤中心手术成功率可以达85%以上。如果此时不加以治疗干预，随着病程的延长，将导致心房持续增大，心功能降低，转为持续性房颤时其发病机制更加复杂，心房病灶更为广泛，消融面积更大，因此其成功率相较于阵发性房颤来讲就明显降低了。如果把房颤比喻为癌症，那么阵发性房颤好比是早期癌症，持续性和永久性房颤就相当于中晚期癌症，越早治疗效果越理想。因此，对于房颤，我们需要做到早就诊、早诊断、早治疗，以达到最好的治疗效果。

56 房颤射频消融术后如何降低复发风险?

为降低房颤射频消融术后复发及其潜在的卒中风险,患者术后对自己心脏的"保养"同样也很要紧。具体怎么来"保养"呢?主要注意以下四个方面:①术后一般需遵医嘱规律口服抗心律失常药物3个月(如胺碘酮片或决奈达隆片),继续抗凝治疗至少2个月,并服用抑制胃酸药物45天。②控制高血压、糖尿病等慢性病。有研究表明,血压、血糖控制良好的患者可降低房颤发生率。③肥胖患者需积极减肥控制体重。这类患者常常会有夜间打鼾现象,严重者合并睡眠呼吸暂停综合征导致重度缺氧。这些都会导致房颤发生的风险相应增加。④保持良好生活方式,进行适当强度的运动锻炼、避免熬夜,同时做到滴酒不沾。研究表明轻度饮酒者比不饮酒者发生房颤风险高8%。

57 如何评价房颤患者的卒中风险和抗凝出血风险?

目前常用的房颤患者卒中风险评估工具是

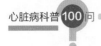

CHA2DS2 - VASc评分系统，包括以下几方面：充血性心力衰竭或左心室功能障碍、高血压、糖尿病、血管病变（既往心肌梗死、周围血管病和动脉斑块病史）。年龄65～74岁和女性分别为1分，年龄≥75岁、既往发生过卒中/短暂性脑缺血发作/血栓栓塞分别为2分。男性≥2分，女性≥3分为卒中高危。评价房颤患者抗凝出血风险的常用工具是HAS-BLED评分系统，包括以下几方面：高血压、肝肾功能损害、卒中、出血史、INR波动、老年（如年龄大于65岁）、药物（如联用抗血小板药或非甾体类抗炎药）或嗜酒等出血相关高危因素，评分≥3分为出血高危。

58 服用华法林期间要注意什么？

华法林是临床上常见的一种抗凝药，可以预防血栓形成，从而防止中风。很多有心脏问题的患者，尤其是合并有心房颤动的老年人都在服用华法林。服用华法林期间需注意以下几点：①遵从医嘱，按时按量服药。每个人对华法林的敏感度不同，有的人吃一颗有效，有的吃半颗就有效，刚开始服药的时候医生也在试着调节药物浓度，大家一定要按照医嘱服药，以免不正确的服药方式影响医生的判断。②定期抽血，注意复查。华法林吃得太少达不到防止血栓形成的目的，吃得太多容易出血，所以就需要大家定期去医院抽血检测凝血功能，刚开始的时候三天到一周就要去一次，后面比较稳定了可以半个月、一个月去一次。大家不要嫌麻烦，预约好医生抽个血还是很快的，不去检查万一血栓掉落中风了才真的麻烦。③稳定的饮食习惯很重要。华法林是通过竞争性抑制维生素K参与的凝血因子的合成来发挥效果的。维生素K主要通过饮食摄取。有的时候变换一下食谱就可能导致药物浓度过大或者过小，所以服用华法林的患者应该尽量维持稳定的饮食习惯。④戒烟限酒。需要服用华法林的人大多心脏功能不好，比如有房颤、有心脏瓣膜病、动过换瓣膜手术等。吸烟是这些疾病的重要危险因素；饮酒容易兴奋，加快心脏跳动。近期的研究表明，吸烟对心血管有很大的危害，所以大家要戒烟限酒，以免影响服药效果。⑤注意观察有无出血点。华法林是一种抗凝药，因此服药者的凝血时间往往延长，也更容易在碰撞后产生淤青，服药过量时还会出现四肢出血点、牙龈出血等现象，这是毛细血管破

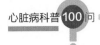

裂，血不太容易止住导致的。大家在生活中要注意观察自己有无出血点，有的话就要马上就医，以免出现更严重的出血情况。⑥了解富含维生素K的食物。人体所需的一半的维生素K来自食物，生活中常见的富含维生素K的食物有深绿色蔬菜、优酪乳、腌制的鱼肉类食物等。如果平时过多摄入此类食品，将会降低抗凝药物诸如华法林等的疗效，因此希望大家在日常饮食中注意。

59 什么是左心耳封堵术，什么样的患者需要做这种手术？

左心耳其实是人体心脏的一个小结构。绝大部分房颤引起的脑卒中血栓来源于左心耳，因此左心耳封堵术是用来预防房颤患者脑卒中的。随着临床研究的逐渐开展，左心耳封堵的适应证也逐步扩大。简而言之，如果有一个脑卒中风险比较高的房颤患者，他/她不适合长期吃抗凝药，或在吃抗凝药期间仍然出现脑卒中，或吃口服抗凝药出血风险很大，这些患者就适合接受左心耳封堵术治疗（图10）。

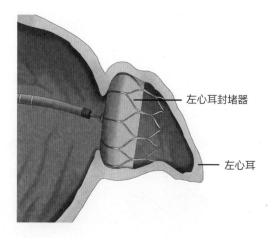

图 10　左心耳封堵器

左心耳封堵器

左心耳

60　什么情况需要装起搏器?

植入心脏起搏器的适应证很多。简单来说,常规起搏器主要针对症状型心动过缓:既有心动过缓临床症状,又有心率减慢的证据。所谓症状型心动过缓是指心率过于缓慢,导致心排血量不足及重要脏器灌注不足而引起的一系列症状,特别是脑供血不足的症状,如晕厥、黑蒙,以及乏力、活动耐量下降等。一旦出现这些症状,就应由心内科医生进一步检查,评估这些症状是否与心率减慢有关,是否

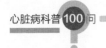

需要安装起搏器。而对于另一部分患者，日常生活中并未发生诸如晕厥、黑蒙等严重症状，但又确实存在严重的心动过缓，比如：①窦性心律心率小于40次/分；②大于3秒的窦性停搏；③大于5秒的房颤长间歇等，这些也都是心脏起搏器植入指征。另外，还有预防心源性猝死的自动复律除颤器起搏器和治疗心力衰竭的三腔起搏器。

61 什么是心肌炎？

心肌炎是指由各种病因引起的心肌的局限性或弥漫性炎症，其临床表现多样。根据临床表现可将心肌炎划分为急性心肌炎和爆发性心肌炎。其中爆发性心肌炎起病急骤，有明显的病毒前驱感染史，并合并严重的血流动力学紊乱，如不能及时有效诊治，病死率高。

大多数急性心肌炎经过适当治疗后痊愈，不遗留任何症状和体征。极少数患者在急性期因严重心律失常、心力衰竭、心源性休克死亡。部分患者迁延为慢性心肌炎。

62 心肌炎有哪些病因？

心肌炎的病因可分为感染性、免疫介导性和中毒性心肌炎。

感染性心肌炎中最常见的病原体为病毒。此外，多种细菌、真菌、寄生虫等也能引起心肌炎。

免疫介导性心肌炎可继发于一些自身免疫性疾病，如系统性红斑狼疮、类风湿关节炎等。免疫细胞和抗体在清除病原体的同时也会导致心肌损伤。

除此之外，一些外源性理化因素也可引起中毒性心肌炎，如药物、蛇咬伤、重金属、放射性以及电击等。

 63 心肌炎好发于哪些人群?

心肌炎的患者中，男性比例高于女性。在各年龄组患者中，发病率无明显差别，但病情轻重不同。婴幼儿病情多较重，成人多较轻。轻者可无明显症状，重者可并发严重心律失常、心功能不全甚至猝死。

 64 心肌炎有哪些临床表现?

心肌炎临床表现多样。部分患者起病前数日至数周有呼吸道或肠道感染病史。心肌炎的常见症状包括胸闷、胸痛、心悸、呼吸困难、疲乏无力、全身不适等。严重者可发生心律失常，导致晕厥或出现心力衰竭症状(乏力、劳力性呼吸困难或端坐呼吸及水肿)。

根据心肌炎临床表现将心肌炎分为急性和爆发性。爆发性心肌炎患者有严重的血流动力学紊乱（血压难以维持），需要大剂量的血管收缩剂或循环支持维持。与此相对，急性心肌炎患者心力衰竭进展较慢(几周至数月)，血流动力学稳定或只需少量血管收缩剂即可维持。爆发性心肌炎与急性心肌炎相比，起病急、病情重，但长期预后好。

 65 心肌炎如何治疗？

心肌炎的治疗根据患者的临床表现和病因不同有很大差别。

①适用于大多数心肌炎患者的一般治疗包括卧床休息，减少体力活动，药物抗心力衰竭治疗，包括利尿剂等。

②部分患者需要抗病毒药物和糖皮质激素治疗。

③爆发性心肌炎的治疗。爆发性心肌炎患者血流动力学不稳定，用药物难以维持，应尽快进行机械辅助循环治疗，以稳定血流动力学，减少心肌负荷，促进心肌恢复。

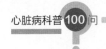

　　总而言之，心肌炎是多种因素导致的心肌炎症性疾病。其临床表现多样，早期诊断，积极治疗可改善预后。

66 心血管疾病患者可以运动吗?

心血管疾病患者，常见的如高血压、冠心病支架术后、心力衰竭患者都可以运动，而且鼓励这些患者进行运动，但是需要在专业医生指导下进行，不可盲目运动。很多研究表明，科学的运动不仅可以有效提高患者的自我生活能力，改善其情绪，调节患者睡眠，恢复其正常的工作和生活，还可以改善心脏病的预后，其作用等同于药物。

67 心血管疾病患者可以做哪些运动?

主张心血管疾病患者进行有氧运动。有氧运动是心血管疾病患者运动的主体部分。有氧运动包括部分大肌肉参与的全身性运动，如快走或慢跑、游泳、骑车等，还可以采用中国传统的运动训练方式，如打太极拳、八段锦等。在专业医生指导及评估风险后可进行抗阻训练，比如哑铃、弹力带、平板支撑等。尤其

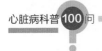

是老年患者，可配合做一些柔韧性运动及平衡训练。

 68 什么是运动三部曲？

运动过程中我们必须做到三部曲。第一部曲是热身运动，可进行散步或关节拉伸活动 5～15 分钟，能提高关节活动度和心血管适应性，降低运动中发生心血管事件和运动损伤的风险。第二部曲是训练，起到治疗作用，是最重要的环节，持续 30～60 分钟，包括有氧运动、抗阻运动、柔韧性训练及平衡训练（心肺功能运动测试如图 11 所示）。第三部曲是放松活动，可进行慢走或其他慢节奏的有氧运动，也可进行柔韧性训练 5～15 分钟，放松活动可使血液从四肢逐渐回到心脏。严格遵循运动三部曲，可减少运动损伤。

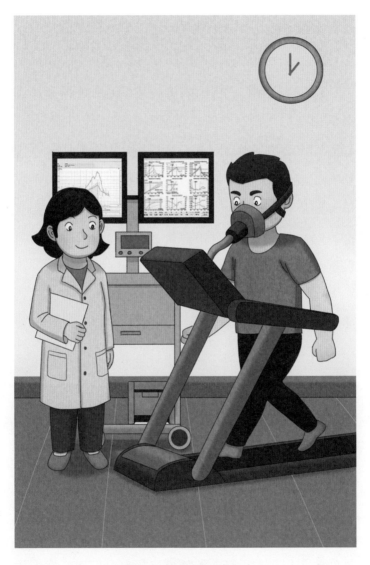

图 11　心肺功能运动测试

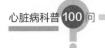

69 心血管疾病患者每周运动多少时间合适?

《2020 ESC心血管疾病患者运动心脏病学和体育锻炼指南》指出，与所有年龄段的健康成年人一样，心血管疾病患者也应每周至少进行150分钟中等强度的有氧运动。《健康中国行动2019—2030年》鼓励成年人每周进行3次以上，每次30分钟以上的中等强度运动，或每周累计150分钟的中等强度运动。抗阻训练的话，建议每周进行3次，每次15分钟。

70 中等强度到底是多强?

（1）（VO_{2max}）法：最大摄氧量即人体进行最大强度的运动时，人体所需摄入的氧气含量，是反映人体有氧运动能力的重要指标。中等强度运动相当于最大摄氧量的40%～60%，要在医院应用精密仪器测得。

（2）心率法：心率是指每分钟心脏跳动的次数。中等强度运动也可以用心率来反映，相当于目标心率＝（220-年龄）×（60%～80%）。现在有很多可穿戴设备，如运动手环，能较准确地反映实时心率，就方便很多了。心率值还应该与主观运动强度判断法（轻松、稍累、累）和说话测试法相结合应用。

（3）说话测试法：这种方法是粗略估计，但很实用。运动会使呼吸加快，如果呼吸频率明显增加，说话时感觉呼吸开始变得困难，但还能讲话，只是不能唱歌，那就很有可能代表运动量达到了中等强度。如果不得不停下来才能说几句，那很有可能是高强度运动。

需要注意的是，心率也可受环境条件（如湿热环境）和药物（如用于治疗偏头痛和心血管疾病的β受体阻滞剂可以降低心率）的影响。

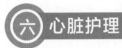 71 支架置入后需取出来吗?

不需要。目前的技术尚未发展到能够取出支架的地步。随着时间的推移,支架会完全被内皮化,也就是完全长进血管内皮中,被血管内皮所覆盖,也就是支架和血管"融为一体",所以不要取出支架。

72 支架置入后能不能正常生活?

术后根据医生指导进行个性化的运动康复,无并发症的患者,经2～4个月的体力锻炼后,酌情恢复部分或轻工作,以后部分患者可恢复全天工作。但对于重体力活动、驾驶员、高空作业及其他紧张或工作量大的工种,患者应予以更换。6～8周可恢复性生活,性生活应适度。

73 冠状动脉放了支架能做磁共振检查吗?

目前临床使用的支架大都是由镍钛合金、钽、金、铂、钴铬合金等制成的，都通过了核磁安全检测，不会导致支架移位。磁共振检查时，即便是共振产生热量而使其升温，升温的幅度也大都在1℃以下，并且随着血流带走了，所以也不会有明显的影响。

❓ 74 冠状动脉介入术后多久复诊？

一般首次复查时间是手术后1个月。支架植入术半年内每月来院随访复查1次，6个月到12个月每3个月来院复查1次，1年后每年体检1次。一般随访内容包括：生活方式有无改善，穿刺点愈合情况，症状有无缓解，血常规了解药物对白细胞、血小板有无影响，生化指标了解血脂、血糖、肝功能等达标情况，心电图了解缺血有无改善，心脏超声了解心脏结构和功能，必要时可随访血小板抑制率等。一年后推荐随访冠状动脉造影检查，明确有无支架内再狭窄及新发或原病变狭窄加重。

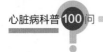

75 冠心病患者饮食应该注意些什么？

①清淡饮食，日进食食用盐不超过 5 克，减少进食味精、酱油，避免食用咸菜、咸鸭蛋、腌肉、咸鱼等高钠盐食物。

②多吃蔬菜水果、豆类食品，摄入纤维素，预防便秘。

③瘦肉以鸡鸭鱼肉为主。瘦肉中的蛋白质含量比较高，脂肪含量比较低。应减少脂肪摄入控制体重。

76 得了冠心病还能抽烟、喝酒么？

不能抽烟。吸烟者血内前列环素释放减少，血小板易在动脉壁黏附聚集；吸烟还可使血中高密度脂蛋白胆固醇（有保护血管作用）降低、总胆固醇增高，以致易患动脉粥样硬化；另外，烟草中含有大量的尼古丁，可直接作用于冠状动脉和心肌，引起动脉痉挛和心肌受损。酒精会刺激心脏，食用酒精后会增加心肌耗氧量，导致心肌损伤，使得心脏负担加重，甚至诱发冠状动脉痉挛、心肌缺血、心绞痛甚至猝死，故应该限制饮酒。

77 放了冠状动脉支架还能运动么？

冠心病的患者安放支架以后，可以进行适当的运动，一般不会加重患者的病情，具体运动强度要在心脏康复医生的指导下进行。冠心病患者安放支架以后，适当的运动不仅可以增强体质，而且可以控制体重，预防动脉粥样硬化，有助于冠心病患者恢复正常生活和工作。但要避免剧烈的运动。

78 冠心病支架术后可以坐飞机么？

可以。当飞机处于高空环境时，空气中的氧含量会下降，加上本身心脏易缺血缺氧，所以冠心病患者在乘坐飞机时，很容易出现胸闷、胸痛、气短等症状。冠心病支架术后，支架撑开狭窄的血管壁，可保证血流的通畅，缓解心肌缺血、缺氧的情况。因此植入支架以后的冠心病患者，乘坐飞机出现胸闷、胸痛的风险是下降的，使得乘坐飞机更加安全。只要患者病情稳定，冠心病支架术后就可以坐飞机。但是建议冠心病患者在乘坐飞机前事先准备好硝酸甘油、速效救心丸等药物，以备不时之需。

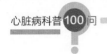 79 植入支架会移位吗?

不用担心,不会。支架置放到血管狭窄处用气囊撑开,支架网状金属结构会牢牢地嵌入血管,随着时间推移,血管内皮细胞完全覆盖支架,最后支架和血管组织完全融合。所以支架一旦放置成功,并不存在移位的可能。

80 支架放入后还需要吃药么?

放支架是一种救治手段,只是让堵住的血管"临时畅通",放了支架并不是一劳永逸的。支架没有让斑块消除,也不能阻止斑块继续生长,只是把斑块挤到血管壁旁边了。支架是身体里的异物,这就像渠里面放了个铁丝笼子,流过来的塑料袋、树枝、垃圾还是会被挂住,所以放支架的地方也有可能会被"垃圾"再次堵塞。药物治疗是冠心病的基础治疗方法,不论是否放置支架,药物治疗都不可或缺。如果不进行药物治疗管理,仍可能因为冠状动脉粥样硬化使病变持续发展,形成血栓,引起支架内再狭窄、心肌缺血事件复发。因此出院后坚持药物治疗至关重要。

81　射频消融手术以后需要缝线吗?

手术结束时,医生会撤除导管并在穿刺点用弹力绷带加压包扎防止出血。穿刺点不需要缝合,只需绷带包扎。术后制动 8 小时,第二天拆除绷带后可下床活动,一般需住院观察 2～3 天,无需长期卧床休息。可做适当的活动(如散步)帮助恢复身体的功能,但应避免剧烈的活动。

82　导管射频消融之后会有什么感觉吗?

术后 48 小时内可能会出现乏力及胸部烧灼感。如果症状明显加重或持续时间很长,请告知您的主管护士和医生,医生会根据具体情况对症处理。

83　房颤射频消融术后需要服药吗?

除了您平时服用的其他基础治疗药物外,导管射频消融术后的前三个月内您仍然需要服用抗心律失常药物(可能是决奈达隆、胺碘酮、心律平,需要根据您的情况选用)。如果无房颤复发,三个月时停用。另外,术后由于心房心肌细胞的顿抑存在,心房的功能多数不能立刻恢复，仍有形成血栓的可能，所以还需要服用一段时间的抗凝药物。抗凝药物在停用抗心律失常药后一个月，经动态心电图检查和自觉症状证实无房颤后才可以停用，记得按时复查。

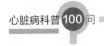

84 房颤射频消融术后需要做哪些检查？

术后三个月需复查心电图、动态心电图，如果有心悸等不适则随时进行心电图检查。术后三个月需要复查超声心动图，以确定心房功能是否完全恢复，左心房直径是否缩小。

如果您服用胺碘酮(可达龙)，需要定期复查甲状腺功能和肝功能(至少 2 个月 1 次)。如果您服用华法林，出院后 3 天需化验INR，并根据化验结果决定该药的剂量和下次化验时间。许多药物和食物会对华法林的抗凝效果造成影响，使INR难以平稳。如果服用新的药物或饮食调整较大，需增加化验INR的次数。

85 射频消融术后要注意什么？

回家以后五天内不要游泳，避免盆浴，洗澡时采用淋浴，保持穿刺点清洁干燥；自我观察伤口，如有血肿、淤斑等及时去医院就诊；房颤患者术后 1 个月之内避免过硬过烫的食物，进清淡易消化饮食。

86 房颤射频消融术后可以再跑马拉松吗？

步行、骑自行车等轻中强度运动能够降低体重和静息心率，增强心肺功能，降低房颤的发病率。但是长期高强度的运动反而会增加房颤的发病率。长期的耐力运动会使副交感神经张力增加，缩短心房肌细胞的动作电位时程和不应期，增加心房肌细胞的自律性，从而导致房颤。所以不适合再跑马拉松。

87 房颤术后还可以饮酒吗？

酒后心慌的患者确有不少。已有大量研究证实，房颤的发生与饮酒呈剂量依赖性，通俗地说就是喝得越多，越容易发生房颤。所以房颤术后不能再饮酒。

88 安装心脏起搏器后植入侧肢体怎么活动？

每天练习，循序渐进以避免患侧肢体因不活动而导致的活动受限或疼痛。

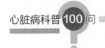

术后前两天，做握拳运动，3～4次/日，5～10分钟/次。

术后第三天，可前后轻微摆动，3～4次/日，5～10分钟/次。

术后第四天，可做外展运动，逐渐练到水平位，2～3次/日，10～15分钟/次。

术后第五天，做前屈运动，2～3次/日，10～15分钟/次。

术后第六天，做后伸运动，2～3次/日，10～15分钟/次。

术后第七天，做旋臂运动，2～3次/日，10～15分钟/次。

术后第八天，做攀岩运动，1～2次/日，5～10分钟/次。

术后第九天，做绕头运动，1～2次/日，5～10分钟/次。

89 心脏起搏器植入后还需要继续服药吗？

起搏器植入术后本身不需要吃药，但要根据每个人的情况而定。如果本身患有慢性疾病，如高血压、糖尿病、冠心病等，仍需长期服用相关药物。

 90　安装心脏起搏器后对工作、生活有影响吗？

（1）手术后一般一周左右可以洗澡。洗澡时注意保护伤口，勿用力揉搓胸部，不穿过紧、质地过硬的内衣。

（2）3个月内应避免起搏器一侧的上肢剧烈活动，避免高举手臂和提取重物，日常活动（洗漱、吃饭等轻微活动）是没问题的。

（3）可以正常使用常规家用电器，如微波炉、电磁炉、吹风机等。避免生活中的强磁场，如变压器。

（4）应在起搏器植入部位的对侧接听手机。

（5）出行应随身携带起搏器植入卡，在进出安装有安保系统的地方以正常速度通过，不要逗留。

永久心脏起搏器如图 12 所示。

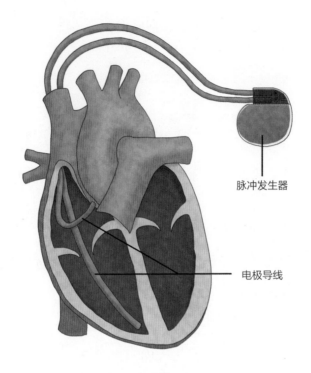

脉冲发生器

电极导线

图 12　永久心脏起搏器图

91　心脏起搏器植入后需要观察哪些内容？

（1）观察伤口敷料有无渗血、渗液。

（2）伤口敷料一般出院后 7 天可以撕除。注意观察伤口有无异常，一旦发生皮肤破损，皮肤颜色异常等，及时就诊。

（3）观察起搏器伤口有无红肿热痛或波动感，有异常及时就医。

（4）知晓起搏器设置频率及使用年限。每天早晚在安静状态下自测脉搏。若出现脉搏明显过快、过慢，或有头晕、乏力、晕厥等不适时，及时就医。

92 安装心脏起搏器后能进行哪些运动？

术后前三个月，一般活动没有妨碍，可进行适当的户外活动，如下棋、散步等。但部分健身运动、竞走、马拉松等应避免，骑马、游泳、打高尔夫及网球等剧烈震动活动也应避免。

93 心脏起搏器植入后能做CT和磁共振检查吗？

普通起搏器患者不能行磁共振检查。随着科技的发展，已生产了兼容磁共振的起搏器。安装了这类起搏器的患者，在起搏器识别卡上会提示1.5T磁共振兼容。在行1.5T磁共振检查之前，应由心血管专科医生对起搏器进行程控，将起搏器调整到磁共振检查

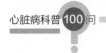

的模式下进行检查，检查完后再调回正常模式。

 94 心脏起搏器植入后多久需要到医院复查一次?

（1）术后一个月、三个月、半年后随访一次，之后每年到门诊随访。行起搏器程控，电池消耗时起搏器脉冲减慢，此时应缩短随访间隔，在电池耗竭之前及时更换起搏器。

（2）若出现血压降低、脉搏减弱、心慌、血管搏动、头晕头胀等症状，及时就诊。

 95 心力衰竭患者居家怎样合理活动?

心力衰竭患者日常活动要适量，以不劳累为宜，建议病情稳定的患者积极进行心脏康复，根据康复医师的运动处方活动。当出现脉搏大于110次/分，或比休息时加快约20次/分，有心慌、气急、胸痛或胸闷时，应停止活动并休息。

96 心力衰竭患者出院后应避免哪些诱发因素？

注意保暖，预防及控制感染。平衡膳食，原则为清淡易消化，足量维生素、碳水化合物、无机盐，适量脂肪；少食多餐，饱餐可诱发或加重心力衰竭；禁烟、酒。保持出入量平衡，可以参考前一天的出量决定当日入量，入口的食物都应计算含水量。要避免精神刺激。

97 心力衰竭患者出院后如何保持出入量平衡？

无明显低血容量因素（如大出血、严重脱水、大汗淋漓等）者，每天摄入液体量一般宜控制在1500毫升以内（人体每天的生理需要量为1200～1500毫升），不要超过2000毫升，保持每天出入量负平衡约500毫升（即出量大于入量，出汗、大便、呕吐等也算出量）。液体潴留明显时，出现全身水肿明显，不能平卧、腿肿、体重增加大于1.5千克等情况，应严格限水，增加服用利尿剂。应学会记录每天出入量，将每天饮水量（包括牛奶、饮料、粥、汤水）和小便量分别记录。每天测量体重。

 **98 心力衰竭患者对摄入盐有哪些要求？**

世界卫生组织提倡每人每天的食盐摄入量不超过6克。但是慢性心力衰竭患者长期服用利尿药，所以对于盐的摄入没有那么严格。轻度心力衰竭患者每天食盐量应限制在5克以内，中度心力衰竭患者限制在2.5克以内，重度心力衰竭患者应限制在1克以内。另外，还需要根据患者电解质的化验结果合理摄入，必要时补充钠盐，排尿多时，不要过度限盐。当患者出现没有精神、血压低、食欲差等症状时，可能是钾盐或钠盐的摄入不足，应到医院检查电解质。

 **99 心力衰竭患者如何进行体重监测？**

使用统一的体重秤，每天清晨测量，不穿或只穿少量衣物。空腹、排尿后，如果每天体重增加1千克以上或者三天内体重增加2千克以上预示着液体潴留，往往需要增加利尿剂的用量并及时就诊。

100 心力衰竭居家患者如何做好情绪管理?

　　情绪紧张,激动,大喜,大悲等都会给心力衰竭患者蒙上一层阴影。因上述情况可使交感神经兴奋,儿茶酚胺大量分泌,心率增快,血压升高,神经内分泌激活,心力衰竭就易"卷土重来"。因此,患者的情绪管理与心力衰竭的发展有着直接关系。心力衰竭患者常伴有抑郁、焦虑和孤独等心理障碍,合适的心理疏导、规律的生活、丰富的业余生活可一定程度上改善上述精神问题,减轻心衰症状;严重者可咨询医生,必要时给予抗焦虑或抗抑郁药物治疗。

参考文献

[1]李广智，王毅.冠心病[M].北京:中国医药科技出版社，2021.

[2]林阳.冠心病患者用药自我管理一本通[M].北京:北京科学技术出版社，2021.

[3]付义，陈冰.冠心病生活指导[M].北京:中国中医药出版社，2010.

[4]王一尘.专家诊治冠心病[M].上海:上海科学技术出版社，2012.

[5]樊朝美，张健.心力衰竭——新药与治疗策略[M].北京:科学出版社，2019.

[6]刘坤申.心力衰竭防治之路[M].北京，北京大学医学出版社，2005.

[7]杨新春.异动的心——心律失常百问[M].北京:金盾出版社，2012.

[8]郭航远，池菊花，杨芳芳.心肌炎合理用药210问[M].北京:中国医药科技出版社，2009.

[9]张抒扬，冯雪.心脏康复流程[M].北京:人民卫生出版社，2017.

[10]欧海宁.心脏病家庭康复[M].北京:电子工业出版社,
2021.

[11]李曦铭,李静梅.心脏与心血管保护手册[M].天津:天
津科技翻译出版社,2021.

[12]Lippincott Williams & Wilkins.心血管病护理[M].夏
天,周丹,译.北京:科学出版社,2014.